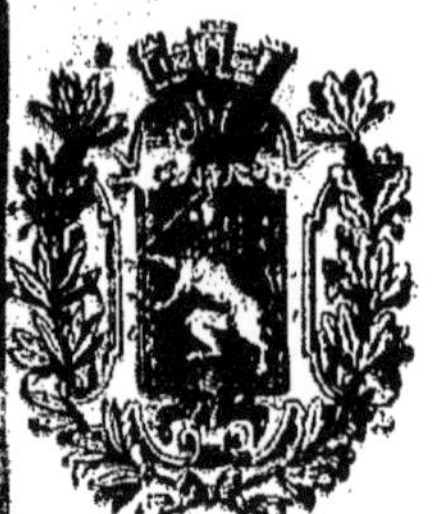

Dr Paul FLEURY
Ex-interne suppléant des hôpitaux de Grenoble

NOUVELLE SUTURE

DITE

SUTURE EN LACET DE CORSET

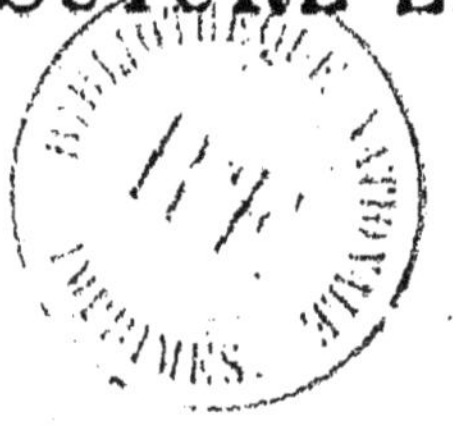

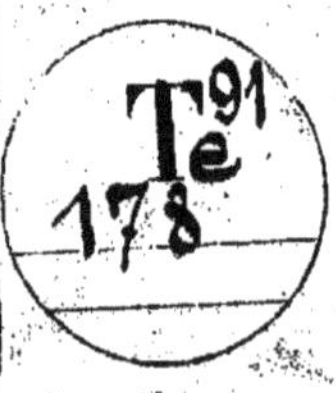

A.-H. STORCK, ÉDITEUR
LYON

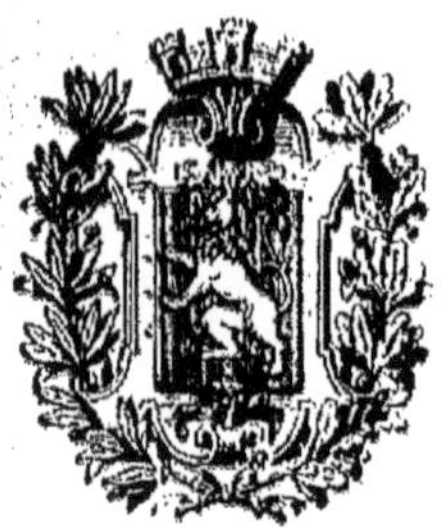

Dr PAUL FLEURY
Ex-interne suppléant des hôpitaux de Grenoble

NOUVELLE SUTURE

DITE

SUTURE EN LACET DE CORSET

A.-H. STORCK, ÉDITEUR
LYON

INTRODUCTION

Il existe à l'heure actuelle d'assez nombreux modes de suture, ce qui n'empêche point le praticien d'éprouver certaines difficultés à rapprocher et à maintenir en contact des parties qu'une cause quelconque a séparées. Cela se présente surtout pour les solutions de continuité de l'abdomen, avec ou sans perte de substance.

Cette question est toute d'actualité, car elle a fait le sujet d'une longue discussion au dernier Congrès périodique international de gynécologie et d'obstétrique, tenu à Genève le 1er septembre de l'année écoulée.

Dans cette réunion, M. le Professeur agrégé Condamin fit part d'un procédé de suture qu'il venait d'expérimenter, et c'est sur ses conseils que nous avons fait de nouvelles expériences à ce sujet. Nous avons consigné le résultat de ces travaux d'amphithéâtre dans ce modeste opuscule que nous considérons comme un honneur de dédier à notre sympathique maître M. Condamin. Qu'il veuille en accepter l'hommage, bien faible témoignage de reconnaissance pour la bienveillance dont il a toujours fait preuve à notre égard.

Qu'il nous soit aussi permis de présenter nos vifs et sincères remerciements à M. le professeur Maurice Pollosson qui a bien voulu accepter la présidence de cette thèse.

Je n'oublierai pas le tribut de gratitude que je dois aux maîtres éminents de la Faculté de Lyon, pour l'enseignement qu'ils m'ont donné, et je ferai en sorte de conserver, comme un bien précieux, les sages principes recueillis dans les services hospitaliers de MM. les professeurs Bondet, Ollier et Lépine.

Je garderai aussi un doux souvenir des professeurs de l'Ecole de Grenoble dont je regrette d'avoir été obligé de me séparer prématurément.

A mon ancien et bon condisciple M. le Professeur agrégé Collet, je renouvelle ici l'expression de ma sincère amitié.

Qu'il me soit permis également de remercier MM. les docteurs Czernicki, médecin-inspecteur du XVIIIe corps d'armée, et Lippmann, médecin-major de 1re classe, pour leur paternelle bonté au temps où je servais sous leurs ordres.

NOUVELLE SUTURE

DITE

SUTURE EN LACET DE CORSET [1]

CHAPITRE PREMIER

INDICATIONS GÉNÉRALES DE CETTE SUTURE

Une conséquence relativement assez fréquente des interventions chirurgicales qui portent sur l'abdomen, est la formation de hernies ou éventrations post-opératoires, c'est-à-dire la sortie des viscères à travers les muscles droits.

Cela tient le plus souvent aux modes de fermeture employés, qui sont défectueux et ne permettent pas d'obtenir une cicatrice solide, ferme et résistante.

Aujourd'hui, la suture à plusieurs étages des parois

(1) Le terme de suture en lacet de corset paraît à première vue un peu impropre à notre procédé. En effet, le corset se lace par un double surjet, par un entrecroisement de deux fils, mais si l'on cherche le mécanisme par lequel ce vêtement se serre on ne tarde pas à voir que c'est par des tractions successives faites sur ce double surjet qu'on arrive au résultat désiré. Dans notre procédé le surjet au lieu d'être double est simple. C'est là toute la différence. On peut cependant ramener la suture en lacet de corset à son mode typique en procédant à l'aide de deux aiguilles, ce qui augmenterait encore la force de résistance.

abdominales est adoptée par tous les chirurgiens ou à peu près. Mais cette suture qui consiste à réunir par un premier surjet les lambeaux du péritoine, puis par un second surjet le plan musculo-aponévrotique, et enfin par un dernier les deux bords de la peau, cette suture, disons-nous, est-elle toujours praticable ?

Malheureusement non !

Ainsi :

Il existe parfois des pertes de substance telles, que le chirurgien est dans l'impossibilité de rapprocher les lèvres de la plaie jusqu'au contact, et se voit alors dans la nécessité de former une couverture uniquement cutanée, absolument insuffisante, véritable trompe-l'œil qui plus tard presque fatalement entraînera à sa suite l'éventration.

De même, dans certaines péritonites où la tension abdominale est considérable, le praticien en est réduit à se demander si après être intervenu chirurgicalement, si après avoir pratiqué des lavages du péritoine ou autre thérapeutique, il lui sera possible de faire rentrer les intestins dans la cavité abdominale, et surtout s'il pourra réunir par une suture les lèvres de la plaie qu'il aura volontairement créée.

La suture par étages ne sera-t-elle pas non plus impossible ou tout au moins très délicate dans les cas d'ablations de fibromes des parois abdominales qui sont forcément accompagnées d'une destruction importante des dites parois ?

Que dire aussi des traumatismes ?

Si dans la pratique civile, sauf quelques accidents dus à des explosions, à des machines en mouvement, à des engrenages ou à quelque catastrophe de chemin de fer, le traumatisme crée rarement des situations embarrassantes pour le chirurgien, en sera-t-il de même sur un champ de bataille ? Le médecin d'armée ne peut-il se trouver en présence d'une immense perte de substance empêchant la réunion par les procédés de suture employés jusqu'ici ?

Si, et certainement la suture dite en lacet de corset peut lui être d'un secours précieux en cette occurrence.

Il en sera encore de même pour d'autres lésions traumatiques portant sur certains départements chirurgicaux, où la tendance à l'écartement amène, même sans perte de substance, de grandes difficultés pour accoler les lèvres de la plaie par les procédés ordinaires.

Bien souvent aussi l'opérateur au moment de refermer un abdomen après une laparotomie voit la terminaison de sa tâche devenir ardue par l'interposition d'un segment d'intestin au travers de la solution de continuité.

Dans tous ces cas, et dans bien d'autres encore que nous ne pouvons énumérer ici, il est certain que le procédé de suture que nous préconisons pourra être employé avec avantage, car si le lieu d'élection de cette suture est sans contredit l'abdomen, il nous semble qu'elle peut être appliquée dans nombre d'autres régions, notamment dans celle du sein, où les opérations s'accompagnent en général d'une perte de substance notable ou d'incisions de grandes dimensions.

CHAPITRE II

MANUEL OPÉRATOIRE

Après s'être arrêté à un procédé de suture, il faut se préoccuper de la nature des fils à employer, et des tissus qui doivent être suturés pour obtenir une bonne réunion et une cicatrice qui soit à même d'offrir une résistance sérieuse.

Or, on a beaucoup discuté, et on discute encore sur la valeur des substances premières employées pour la fabrication des fils destinés aux sutures chirurgicales : fils d'argent, de platine, de soie, de catgut, crins de Florence, crins ordinaires, sont les uns et les autres chaudement recommandés par certains praticiens et impitoyablement rejetés par d'autres.

Pour la suture en lacet de corset, nous croyons qu'il est bon d'être éclectiques et de laisser employer par chacun le fil dont il a l'habitude de faire usage.

Pour notre propre compte et pour les expériences pratiquées sur le cadavre nous avons choisi la soie. Etant dans l'obligation de faire, ainsi que nous l'exposons plus loin, des tractions successives et réitérées, nous trouvons, dans le fil de soie préparée, un produit qui se prête à ces exigences.

Il s'effiloche un peu, mais il est souple et ne se pelotonne pas comme les anses métalliques ; il offre plus de résistance que le catgut et se manipule avec plus de facilité, enfin, ce qui n'est pas à dédaigner dans le cas présent, les tractions se font sur lui beaucoup plus commodément que sur tous ses congénères.

Quant au genre d'aiguilles, nous nous sommes servis tour à tour de l'aiguille courbe ordinaire, montée sur une pince à pression, tantôt de l'aiguille de Reverdin.

Ceci posé, abordons le manuel opératoire qui est des plus simples. Notre maître, M. le Professeur agrégé Condamin, le définit en peu de mots d'une façon très originale : « Pour obtenir notre suture, dit-il, nous avons recours à des manœuvres analogues à celles que pratiquent les femmes à embonpoint exagéré qui veulent néanmoins conserver les apparences d'une fine taille. Une fois leur corset agraffé par devant, les bords postérieurs, réunis par un lacet lâche, sont écartés l'un de l'autre, de 20 centimètres par exemple. Si à ce moment on produit une légère traction sur chacune des anses formées par le cordon, en commençant par l'extrémité supérieure, on arrive à réduire cet écartement des deux bords postérieurs à 10 centimètres, puis si on recommence une deuxième traction on pourra sans peine amener cet écart à 5 centimètres seulement, et par une série de tractions, il sera même possible de les mettre en contact parfait ! »

Voilà la théorie : En pratique l'opération peut se décomposer en trois temps, en ce qui concerne l'abdomen :

1° Formation d'un surjet lâche réunissant les parties profondes ;

2° Traction sur les anses de ce surjet ;

3° Réunion de la peau par un surjet ordinaire.

1er Temps. —*Formation d'un surjet lâche réunissant les parties profondes.* — Ce surjet doit être lâche, à points très rapprochés (figure 1). Le fil doit entrer et sortir à environ un centimètre des bords de la solution de continuité. Le surjet doit comprendre le péritoine et son fascia, le muscle droit et son aponévrose. On laisse à ce surjet de la laxité afin de bien voir l'épaisseur des tissus qui est prise et aussi pour ménager les anses intestinales qui, sous l'influence de la compression qu'elles supportent viennent se mettre avec une grande facilité devant la pointe de l'aiguille. Pour remédier à ce dernier inconvénient, il suffit de placer sur l'intestin une compresse de gaze aseptique. Lorsque le dernier fil est passé, on retire lentement cette compresse et l'on procède au second temps de la suture.

2° Temps. — *Tractions sur les anses du surjet.* — Le surjet terminé, on fait, à l'aide d'un instrument mousse : crochet, pince, porte-fil droit, etc., etc., en commençant de haut en bas, des tractions sur chacune de ces anses (fig. 2). Si une première traction n'est pas suffisante, on en pratique d'autres, successivement, jusqu'à ce que la réunion des plans profonds soit effectuée (fig. 3). On arrête alors le fil en bas par un nœud.

3e Temps. — *Réunion de la peau et du tissu cellulaire sous-cutané.* — On termine par une suture simple également en surjet, qui réunit le plan superficiel : peau et tissu cellulaire.

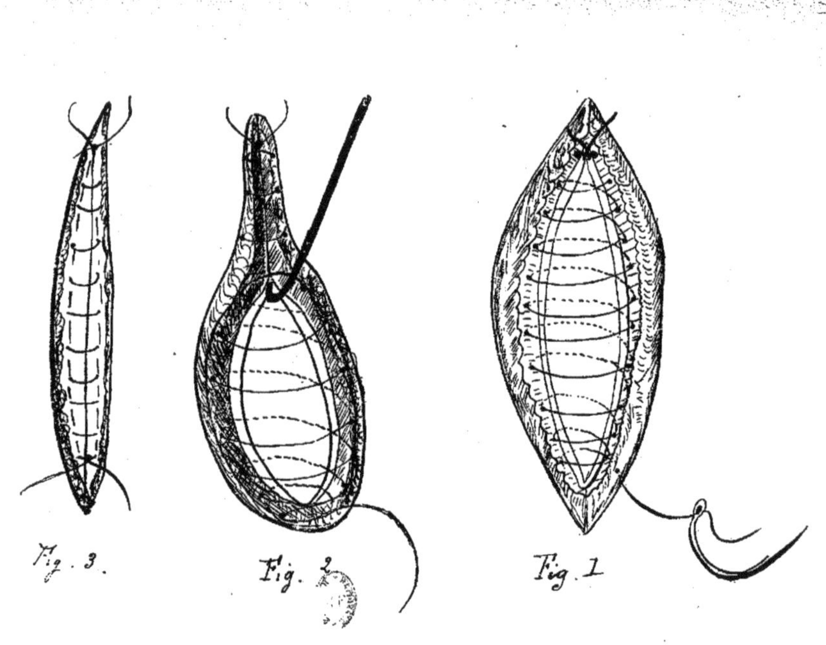
Fig. 3.
Fig. 2
Fig. 1

CHAPITRE III

EXPÉRIENCES D'AMPHITHÉATRE

EXPÉRIENCE I

Femme d'embonpoint exagéré. Le sujet étant atteint d'une hernie ombilicale, nous ne pouvons opérer à ce niveau (1). Nous pratiquons au-dessus de l'ombilic une plaie demi-circulaire de 17 cent. de long sur 12 cent. de large. A cet endroit nous trouvons une couche de tissu adipeux qui n'est pas inférieure à 6 centimètres. L'incision part de l'ombilic, et s'étend sur le flanc gauche. La plaie donne issue à la région pylorique de l'estomac et à la première partie de l'intestin grêle.

Nous tentons la réunion du plan profond par cinq points de suture qui portent, à gauche, sur la partie interne du muscle grand droit abdominal, et à droite sur la partie médiane de la ligne blanche.

Le premier point cède. Après l'avoir refait, nous procédons à une première traction sur les anses du surjet. Elle suffit pour obtenir une réunion complète sans interposition de l'intestin, ni de l'épiploon, ni de l'estomac. Nous terminons par un surjet

(1) M. Condamin conseille d'enlever la cicatrice ombilicale au cours d'une laparotomie quand l'incision doit l'atteindre. (J. Bonavita, *Des éventrations post-opératoires*. Thèse de Lyon. 1895). Nous ne connaissions pas cette particularité au moment où nous fîmes notre expérience, sans cela nous aurions procédé à l'extirpation de l'ombilic et nous aurions suturé à ce niveau.

ordinaire du plan superficiel et malgré la grande épaisseur de tissu graisseux le résultat est parfait.

Nous rabattons la paroi abdominale antérieure et nous constatons que le premier point a déchiré le péritoine, le second ne l'a pas saisi du côté gauche, mais dans le reste du surjet l'adossement est hermétique et aucune éraillure n'est visible.

EXPÉRIENCE II

(Due à M. Condamin)

Sur une femme à paroi abdominale de moyenne épaisseur, nous réséquons au-dessous de l'ombilic un losange de tous les tissus, y compris le péritoine. Sur les parties latérales, la section a porté sur la partie moyenne et même le tiers externe des droits. L'écartement moyen a plus de vingt centimètres.

Nous essayons d'abord de pratiquer la réunion par des points séparés. (Procédé ordinaire de suture).

Nous y arrivons très péniblement dans deux endroits, mais après, il devient extrêmement difficile de passer de nouveaux points, parce que les anses intestinales et l'épiploon viennent s'interposer entre les lèvres de la plaie, et sur le vivant nous n'aurions jamais osé passer les derniers fils, alors que l'oblitération de la plaie était presque complète, certain de blesser l'intestin probablement adossé à la paroi. D'autre part, dans plusieurs points, les fils ont arraché les tissus.

Nous sectionnons alors les fils précédents et nous pratiquons un surjet lâche à points très rapprochés. La soie entre et sort à un centimètre environ des bords sectionnés et comprend le péritoine et son fascia, le muscle droit et son aponévrose.

Ce surjet terminé sans l'ombre de difficulté tirée de la présence de l'intestin comme précédemment, nous commençons de haut en bas des tractions sur chaque anse, et nous voyons en une seule fois la réunion s'effectuer. Les points avaient été faits très près les uns des autres : c'était inutile et ce doit l'être dans la généralité des cas quand on opère au-dessous de l'ombilic.

Un second surjet ordinaire réunit alors d'une façon complète les bords du feuillet aponévrotique superficiel.

EXPÉRIENCE III

Femme de 55 ans. Embonpoint un peu au-dessus de la moyenne. Paroi abdominale antérieure d'une épaisseur d'environ trois centimètres. On pratique sur cette paroi et dans la région sous-ombilicale, une perte de substance de forme losangique ayant 7 centimètres de largeur sur 12 centimètres de longueur. La perte de substance ne comprend que la peau et le tissu cellulaire sous-cutané. Quant à la ligne blanche elle est simplement incisée, le péritoine l'est également. Armé d'une aiguille de Reverdin, nous essayons de réunir les bords de cette plaie par quatre points de suture ordinaire. Le quatrième point n'est pas encore achevé que le point supérieur cède; le second et le troisième entament les muscles droits et se relâchent; le quatrième point résiste. Bref, la réunion dans ce cas, sans être parfaite, peut s'obtenir par les procédés ordinaires de suture, en ayant soin de prendre quelques précautions.

Nous recommençons l'expérience sur le même sujet avec le procédé en lacet de corset. Notre surjet ne comprend, lui aussi, que quatre anses. Après deux tractions successives sur ces anses, nous amenons en contact parfait les deux lèvres de la solution de continuité.

Après avoir rabattu la paroi abdominale antérieure pour voir quel est le résultat de notre expérimentation en ce qui concerne le péritoine, nous constatons que les bords de cette séreuse sont parfaitement accolés l'un à l'autre et n'ont point été déchirés par le passage des fils.

EXPÉRIENCE IV

Sur le même sujet qui a servi à l'expérience I, nous enlevons à gauche de la ligne blanche au-dessous de l'ombilic et sans l'intéresser : de la peau, du tissu cellulaire sous-cutané, une partie du bord gauche du muscle droit de l'abdomen, et un fragment du péritoine. La perte de substance ainsi produite mesure 11 centimètres de large sur 15 centimètres de long. La partie du muscle droit enlevée mesure environ 2 centimètres de largeur sur 4 centimètres de hauteur.

Nous suturons par le procédé ordinaire. Les premiers points se font assez facilement, mais ils ne tardent pas à céder. Pour les deux premiers, le fil s'est rompu, le troisième point de suture a coupé les tissus, quant aux suivants, au nombre de deux, ils ne peuvent arriver à rapprocher les deux lèvres de la solution de continuité.

Nous procédons alors à la suture en lacet de corset.

Un surjet lâche, comprenant six anses, va d'un bord de la plaie à l'autre. Une première traction faite sur ces anses réduit d'une façon sensible la partie des intestins mise à nu. Une deuxième traction, plus forte que la précédente, arrive aisément à les recouvrir d'une façon complète. Un surjet ordinaire réunit le tissu cellulaire et la peau d'une façon très satisfaisante.

La paroi abdominale rabattue nous révèle un adossement parfait du péritoine. La partie latérale du muscle droit, qui avait été excisée, a, grâce à la suture, fait corps avec le muscle transverse de l'abdomen.

Malheureusement, une faute opératoire, due sans doute à l'éclairage tout à fait primitif dont nous disposions, a été commise.

Une frange épiploïque s'est trouvée prise dans la suture sur une étendue de trois centimètres environ. Cet accident est facile à éviter avec un peu d'attention.

Résultat de cette expérience : Réunion parfaite, malgré la perte de substance relativement étendue.

EXPÉRIENCE V

(Due à M. Condamin)

Femme d'un embonpoint ordinaire. Nous pratiquons une résection elliptique portant au niveau de l'ombilic et au-dessus; non seulement la gaine des droits est ouverte, mais encore une partie de ceux-ci est enlevée.

Nous plaçons quelques points séparés à la soie et nous essayons de réunir ; malgré des tractions très fortes, dont l'une arrache les tissus compris dans l'anse du fil, l'adossement est impossible et entre les bords de la plaie il y a un écartement d'au moins deux centimètres, de plus l'intestin fait hernie à ce niveau de sorte qu'il est impossible de placer un nouveau point.

Sur le même sujet ces fils sont sectionnés et nous essayons la réunion par un surjet ordinaire lâche, mais en bas de la perte de substance l'intestin fait encore irruption au dehors, de sorte qu'il n'est plus possible de poser une anse.

Nous enlevons alors ce surjet, nous plaçons une compresse de gaze sur l'intestin au niveau de la perte de substance et nous commençons un surjet lâche mais à points un peu serrés. Arrivés sans difficulté au bas de la plaie, nous rapprochons mais incomplètement les bords cruentés en retirant, au fur et à mesure des tractions, la gaze qui protégeait l'intestin.

La réunion est presque complète ; à une seconde séance de traction nous voyons l'adossement s'effectuer complètement et sans qu'on voie l'intestin.

EXPÉRIENCE VI

Sur le même sujet que celui qui a servi à l'expérience I, nous pratiquons une incision presque circulaire ayant son grand diamètre sur la ligne blanche et présentant une surface de seize centimètres sur quatorze. L'épaisseur du tissu graisseux est de cinq centimètres. Le muscle droit du côté gauche a été enlevé presque en totalité. Par cette énorme blessure, plusieurs anses d'intestin font irruption au dehors.

Nous procédons à la suture par points séparés, nous ne pouvons arriver à la réunion complète. Plus de deux centimètres séparent les bords de la plaie. Nous avons alors recours à la suture en lacet de corset. Six points de suture et une seule traction ont comme résultat une réunion complète de l'exérèse.

Après avoir rabattu la région qui a servi de champ d'expérience, nous constatons que le troisième point n'a pas saisi le péritoine, du tissu graisseux pris dans la suture fait hernie à l'intérieur de l'abdomen. Dans le reste de son étendue la suture ne laisse rien à désirer.

EXPÉRIENCE VII

Sujet du sexe masculin. — Embonpoint au-dessous de la moyenne.

Incision partant du niveau de l'ombilic, mais passant à huit centimètres environ à gauche de la ligne blanche et remontant jusque sous les fausses côtes. Vu la tendance de la région à l'écartement, nous ne produisons pas de perte de substance. Tout se borne à une incision de douze centimètres de longueur. Quelques faisceaux du muscle grand oblique de l'abdomen ont été coupés. Quatre points de suture séparés amènent une réunion imparfaite et celui de la partie supérieure a des tendances visibles à céder.

Trois points de suture en lacet de corset et une seule traction rejoignent sans effort les lèvres de la plaie. En rabattant la région, comme dans les expériences précédentes, pour contrôler le résultat obtenu, nous voyons que les points ont suivi tous les plans et que l'adossement des parties est complet.

EXPÉRIENCE VIII

Ainsi que nous l'avons exposé au début de ce travail, le lieu d'élection de la suture en lacet de corset est l'abdomen, mais notre avis était que ce procédé pouvait rendre des services au chirurgien, dans les cas de perte de substance étendue portant sur d'autres parties du corps.

Pour nous en assurer, nous avons, sur un cadavre d'homme adulte, enlevé sur la partie latérale gauche du thorax, un peu au-dessous du sein, dans un espace compris entre la septième et la dixième côte, une surface elliptique comprenant la peau, le tissu cellulaire et le muscle grand dentelé. Les côtes sont à nu.

Nous essayons de réunir par points espacés. Nous échouons. La réunion est impossible. Quelques fils coupent les chairs et cèdent. Quant à ceux qui résistent ils ne peuvent arriver à rapprocher les bords de la plaie. Si nous tirons sur eux avec force, nous en amenons la rupture ou nous coupons les tissus.

Nous pratiquons alors six points de la suture que nous préconisons. Les tissus ne sont point déchirés, mais les tractions doivent être répétées. Cinq sont nécessaires, mais le résultat est brillant. Nous avons pu ainsi arriver à combler cette énorme blessure.

Au cours des tractions nous avons constaté que la plaie commençait à se refermer par la partie inférieure, puis par la partie supérieure, la partie moyenne restant encore béante. Cette partie ne fut rapprochée qu'à la cinquième traction.

CONCLUSIONS

1° *Le procédé de suture, dit en lacet de corset*, permet la réunion des parois abdominales suivant le type en étages, dans les cas où les autres procédés ne le permettent que difficilement ou incomplètement.

2° Cette suture est indiquée dans :

a) Les grosses hernies ombilicales traitées par l'omphalectomie ;

b) Dans les laparotomies pour péritonite quand la distension des anses intestinales gêne la réunion.

c) Dans les pertes de substance un peu étendues comme c'est le cas dans les ablations de fibromes des parois abdominales, dans l'extirpation du sein, et dans certains traumatismes ;

d) Dans les éventrations volumineuses.

3° Cette suture rend impossible la blessure de l'intestin qui, dans les cas où la réunion est difficile, vient se placer entre les lèvres de la plaie par suite de la compression qu'il subit.

4° Cette suture tout en permettant une réunion plus complète, expose moins que les autres aux arrachements des tissus compris dans les anses du fil.

5° Au point de vue esthétique, cette suture ne le cède en rien aux autres procédés et permet d'obtenir une cicatrice peu visible.

TABLE DES MATIÈRES

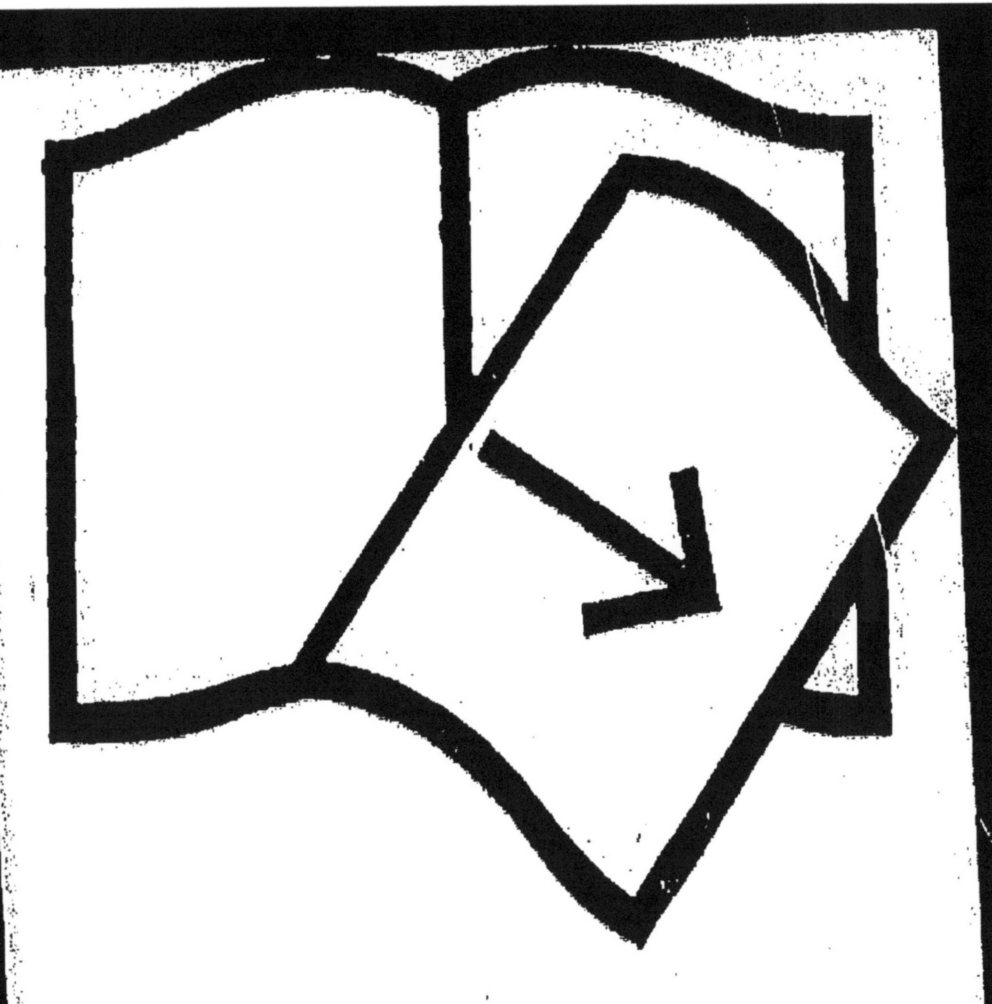

www.ingramcontent.com/pod-product-compliance
Ingram Content Group UK Ltd.
Pitfield, Milton Keynes, MK11 3LW, UK
UKHW021209230726
13926UKWH00001B/398

9 782013 549486